CURAS MILAGROSAS EM SANTUÁRIOS MARIANOS REVISÃO DOS PARÂMETROS E INDÍCIOS MÉDICOS DE INEXPLICABILIDADE

Dra. Sandra Irene Cubas de Almeida, MD. PhD.[1]

Resumo

Santuários Marianos são locais onde os relatos de milagres, abrangendo curas orgânicas, tornaram-se famosos. Várias peregrinações são realizadas com o objetivo de obter-se aquilo que a ciência médica não consegue oferecer. Lourdes, tradicionalmente, tornou-se destino de muitos doentes, embora locais como Aparecida, Fátima, Guadalupe, Medjugore, também possuam sua tradição piedosa de milagres. Os critérios que a Igreja adota para o reconhecimento das curas milagrosas estão vinculados aos procedimentos para canonizações e beatificações, e são atualizados periodicamente, acompanhando a evolução do conhecimento médico. Atualmente, cada vez mais há rigorosas regras para considerarmos uma remissão patológica inexplicável, de acordo com a medicina baseada em evidências. A Medicina declara tais regressões como inexplicáveis, sendo que apenas a Igreja pode constatar o milagre. Porém, observamos que embora raros, há casos que são declarados miraculosos pela Igreja por terem preenchido os parâmetros e indícios de inexplicabilidade, além da análise teológica das virtudes do Servo(a) de Deus ao qual se recorre como intercessor da graça. Faremos a revisão destes critérios, considerando que a inexplicabilidade de uma remissão orgânica, compreendida como cura declarada milagrosa pela Igreja, depende da avalição médica criteriosa e que esta avaliação deverá seguir os avanços científicos disponíveis.

---

[1] MÉDICA – Faculdade de Medicina da Universidade de São Paulo

Palavras-chaves: Cura ; Milagre ; Regras da Igreja Católica ; Critérios Médicos ; Santuários Marianos .

Abstract

Marian shrines are places where reports of miracles, including organic cures, have become famous. Several pilgrimages are carried out in order to obtain what medical science can not offer. Lourdes has traditionally become the destination of many sick people, although places like Aparecida also possess their pious tradition of miracles. The criteria that the Church adopts for the recognition of miracle cures are linked to the procedures for canonizations and beatifications, and are updated following the medical science of the last century. Nowadays, there are more and more strict rules for considering unexplained pathological remission, according to evidence-based medicine. However, we note that although rare, there are cases that are declared miraculous by the Church for having fulfilled the parameters and indications of inexplicability, as well as theological analysis of the virtues of the Servant of God to which one recurs as the intercessor of the grace. We will review these criteria, considering that the inexplicability of an organic remission, understood as a miraculous cure declared by the Church, depends on the careful medical evaluation and that this evaluation should follow the available scientific advances.

1   INTRODUÇÃO

Os Santuários Marianos[2], que se espalharam pelo mundo, são locais de peregri-

---

[2] Dra. Sandra Irene Cubas de Almeida, graduação em Medicina pela FMUSP. Otorrinolaringologista pelo

nações aos quais devotos de Santa Maria, que se encontram adoecidos, recorrem à busca de conforto e alívio para o sofrimento que a moléstia lhes traz. Os relatos de melhoras físicas e curas, advindos destas peregrinações, são expressivos, especialmente em Lourdes, embora Aparecida, Fátima e Guadalupe, todos pontos geográficos de culto tradicional da devoção à Santa Mãe de Nosso Senhor, reconhecidos pela Igreja, estejam relacionados a narrativas impressionantes de recuperação da saúde física. Diversas pessoas tiveram doenças atestadas como curadas de forma inexplicável, e, foram assim reconhecidas como curas milagrosas pelas respectivas dioceses de origem destes doentes miraculados.

Lourdes tem recebido a atenção de médicos desde 1883 [3], pois logo ao início dos relatos das aparições, houve curas declaradas milagrosas[4]. Devido à proporção apreciável do fenômeno, grupos médicos instalaram-se junto ao Santuário, dedicando-se ao acompanhamento e estudo pormenorizado dos casos considerados excepcionais de serem resolvidos por meio da medicina acadêmica. Observamos que, a Medicina pós-moderna, tem reconhecido que o mecanicismo e a biotecnologia não

---

HCFMUSP. Mestre em Otorrinolaringologia e Doutora em Medicina pela UNIFESP. Membro Titular da ABORL-CCF/AMB. Membro Efetivo da Deutsche Gesellschaft für Hals-Nasen-Ohren. Teóloga. Pesquisa realizada para obtenção do titulo de especialista em mariologia pela Faculdade Dehoniana e Academia marial de Aparecida, orientada por Dr. Pe. João Carlos Almeida.

[3] Bernard FRANÇOIS ; Esther M.STERNBERG ; Elizabeth FEE, The Lourdes medical cures revisited, in *Journal of the History of Medicine and Allied Sciences* 1 (2012), p. 135-161.

[4] René LAURENTIN, *Sentido de Lourdes* , 1957 , p 1-127 .

satisfazem completamente todas as respostas de que necessitamos, sendo que o aspecto integral e humano da pessoa deva ser lembrado pelo médico que acompanhe e assista seu paciente[5] no caminho que o conduza da doença à saúde.

A Igreja tem destinado, desde os tempos mais remotos do cristianismo, medidas de cautela ao investigar detalhadamente cada relato de remissão de doença física que lhe é apresentado. Ponderações médicas, de acordo com as mais recentes descobertas científicas sobre as patologias, são indispensáveis, requisitos estes que sobrepujam o conhecimento clínico prático para dispor da abordagem científica sobre as evidências mais atualizadas acerca dos casos que lhe são apontados [6]. Embora, somente em Lourdes, já se tenha sido constatadas e declaradas pelo Magistério 70 curas milagrosas, todas com rigorosa pesquisa médica, confirmadas de acordo com os critérios de Lambertini [7] e atualmente também os critérios periciais do Comitê Médico Internacional, são inúmeros os relatos de melhoras gradativas que se seguem às peregrinações, contrapondo-se aos prognósticos iniciais de irreversibilidade, que atingem os molestados com o mais profundo desengano.

Tais observações suscitam estudos e pesquisas, que pretendem o desvelamento

---

[5]

TravisJonDICHOSO,Lourdes:auniquelyCatholicapproachtoMedicine,in*TheLinacre Quarterly*1(2015),p.8-12.

[6] John Collins HARVEY, The role of Physician in certifying miracles in the canonization process of the Catholic Church, in *Southern Medical Journal,* 12(2007), p. 1255-1258.

[7] St John DOWLING, Lourdes cures and their medical assesment, in *Journal of the Royal Society of Medicine,* 8 (1984), p. 634-638.

e influência de diversas modalidades de terapias, sendo que a oração e a espiritualidade complementariam meios auxiliares, conforme o princípio de autonomia do paciente. Destacamos que abrandamentos, com recuperações gradativas e parciais, não são reconhecidos como excepcionais pela Medicina e não são incluídas em miraculosas pela Igreja, fazendo parte de uma outra abordagem médica. Há estudos evidenciando a associação desta forma de complementaridade integrando terapias alternativas opcionais para os casos de doenças crônicas degenerativas, neoplasias, distúrbios neuro-musculares, todos processos patológicos nos quais o componente neuro-imunológico tem preponderância fisiopatotológica. A oração, talvez, auxilie o desencadeamento de mecanismos de remissão com efeitos somáticos. Não abordaremos esta temática da complementaridade terapêutica. Em nosso estudo analisaremos as curas excepcionais analisadas pela Medicina como remissões inexplicáveis, e milagrosas, declaradas pela Igreja, que abrangem as superações completas de um estado patológico.

No Brasil, vivenciamos festejos significativos, pois a veneração à Santa Maria com o título de Nossa Senhora da Conceição Aparecida completou trezentos anos. Desde o encontro da imagem, a veneração ao seu redor adquiriu valor piedoso, expressando-se em alterações etnocêntricas naturais à vida do vilarejo à beira do Rio Paraíba do Sul, do qual a escultura sagrada foi retirada. Inicialmente, um pequeno altar foi improvisado na casa de um dos pescadores que a encontrou nas águas profundas do rio durante a pesca. Porém, o fluxo de pessoas tornou-se tão grande, que não se demorou a lhe erguerem espaços maiores até atingir-se a dimensão do Santuário atual.

As estimativas atuais, do próprio Santuário, são de que cerca de treze milhões de pessoas peregrinem anualmente até o local do nicho da Sagrada Santa Maria. Os peregrinantes são oriundos de várias partes do Brasil, demais países latinos e diversas regiões do mundo. Além da fé que os trazem, é comum o relato de pedidos e agradecimentos relacionados às questões de saúde. Portanto, é inegável que estas pessoas experimentem a beatitude decorrente da fé e do aconchego em Nossa Senhora, e que tais efeitos repercutam no seu bem-estar geral após o retorno aos locais de origem, fazendo com que retornem ao Santuário sempre que lhes for possível. As aspirações de saúde são relevantes, e, o Santuário coleciona um arquivo de cartas e registros sobre as significativas melhoras que são associadas à intercessão piedosa de Santa Maria.

Embora o complexo de Igrejas de Lourdes seja mais recente no tempo que o de Aparecida, logo no período das aparições, houve uma cura, a primeira de Lourdes, declarada milagrosa pelo Bispo da Diocese de Tarbes e Lourdes [8], fato este que consolidou a fama da gruta de Massabielle com sua piscina como local privilegiado de obter-se a superação de doenças. Em Aparecida, há vários relatos de peregrinos, porém falta-nos avaliações com metodologia controlada de acordo com o conhecimento médico da atualidade, para que possamos declarar remissões excepcionais, como preconiza a Igreja pelo seu Magistério.

---

[8] RenéLAURENTIN,*SentidodeLourdes*,1957,p.1-127.

Nosso estudo objetiva revisar os parâmetros adotados pelo Magistério e pela Tradição indicativos das curas que sejam de caráter inexplicável, assim como indícios médicos que devam ser criteriosamente avaliados para que se declare uma remissão de caráter excepcional pela ciência médica. A metodologia que empregaremos será a revisão narrativa bibliográfica com pesquisa na literatura médica e nos documentos mais relevantes do Magistério.

Abordaremos os seguintes temas: como o problema da cura física, considerada milagrosa, tornou-se objeto de atenção do Magistério, assim como ocorreu sua regulamentação canônica; o estabelecimento de critérios para a declaração de milagre; a participação médica nos processos de beatificação e santificação; indícios e parâmetros considerados pelo médico em sua perícia ao emitir pareceres para a Igreja; a participação paradigmática dos Santuários Marianos, com destaque para Lourdes, como locais privilegiados em que se observa tais ocorrências.

2 BREVE HISTÓRIA DOS MILAGRES

2.1 EVOLUÇÃO HISTÓRICA DA ABORDAGEM DOS MILAGRES PELA IGREJA

Santuários Marianos estão espalhados por todos os continentes e são locais de romagens, nos quais devotos almejam graças relacionadas à recuperação orgânica. Santa Maria, Theotokos, contempla a eternidade da Trindade em sua beatitude, e sua intercessão é fonte de dádivas.

Após a Ressurreição de Nosso Senhor, os Apóstolos perseguiram o processo de evangelização, conforme a orientação de Jesus. O martírio, que atingira os cristãos, fora apoiado e incentivado pelo Império Romano até o início do IV século. A ablação vital cruel marcava os confrades, e a glória do martirizado, confirmada pelas intervenções beatíficas, gerava a propagação cultual. Explicitava a comunhão daqueles que contemplavam o Senhor em sua eternidade como fenômeno sensível do Seu poder.

A declaração formal dos fenômenos miraculosos pela Igreja, advindos por intercessão do(a) Sevo(a) de Deus, iniciou-se nos primeiros séculos da era cristã, e assim fora necessário, pois os cultos locais aos mártires de vida exemplar eram seguidos por veneração fervorosa dos fiéis que os consideravam intercessores dos prodígios suplicados. A veneração ocorrera naturalmente nestas situações, e fora desencadeada pela iniciativa da piedade popular. Porém, questões heréticas, que atingiam a Igreja e a Cristologia preencheram a atenção das autoridades eclesiásticas, de tal forma que o culto dedicado aos Santos de Deus, por muito fora protelado nos Concílios. A respectiva abordagem, pela primeira vez, deu-se no Sínodo de Cartago no ano de 419 (Papado de São Bonifácio I, 418-422 d.C.)

O Magistério Clerical, neste Sínodo, decidiu recomendar aos Bispos, que não frequentassem áditos, cuja comprovação de serem reais mausoléus de vítimas martirizadas fosse evidenciada pela Igreja em sua Diocese, a fim de que não houvesse abusão. Portanto, a Igreja sempre esteve atenta para aproximar-se da verdade, incumbindo que o Bispo local procedesse à avaliação da vida de virtudes do imolado(a) e inscrevesse sua festa no calendário litúrgico[9]. Assim, os Servos(as) do Senhor só seriam cultuados após a aprovação da Diocese local. A descentralização de demanda de pesquisa dos Servos(as) do Senhor mostrou-se eficaz durante todo o primeiro milênio até o início do século XIII.

No século XIII, e mais especificamente a partir do Papa Gregório IX, houve o delineamento de critérios para orientar os processos de beatificação e canonização que passaram a ser exercidos exclusivamente pelo Papa.

---

[9] CODEX CANONUM ECLESIAE AFRICAE. Canon 83 Of false Memories of Martyrs. Disponível em: <http:// patristica.net/carthago&la&e&g&c#canon24>. Acesso em: 30/07/2017.

Gregório IX (1227-1241) recebeu quatorze processos de beatificação e canonização, dentre os quais estavam São Francisco de Assis e Santo Antônio de Pádua, porém autorizou apenas seis. Em suas Bulas, O Sumo Pontífice expressava com perspicuidade quais as indícios de santidade a serem pesquisados pelas dioceses e pela Cúria a fim de que fossem reconhecidos e aceitos por Sua Santidade dentro do exercício do magistério infalível aceito por toda a cristandade. Tais critérios eram considerados de primazia para lhes evidenciarem a manifestação de Deus através dos(as) Servos(as), além de serem orientadores nas beatificações que se seguiam. Neste período, há relatos de que os médicos foram integrados na elaboração dos pareceres sobre os casos de curas orgânicas. A Douta Medicina tornara-se relevante e indicava a seriedade da avaliação romana ao beatificar ou canonizar os(as) Veneráveis do Senhor.

A Sagrada Congregação dos Ritos foi criada por Sixto V (1585 -1590) em 1588 e dele recebeu a Instrução *"Causarum canonizationis"*, sendo que esta instrução era[10] aplicada para preparar os casos de beatificação e canonização a serem apresentados ao Papa. Porém, somente com o Papa Urbano VIII (1623 - 1644), a avaliação médica tornou-se essencial aos relatos de curas milagrosas com o trabalho do Cardeal Próspero Lambertini publicado sob o título *" De Servorum Dei beatificatione et beatorum canonizatione"*. Lambertini ficou conhecido pelo seu conhecimento científico e médico, distinguindo nitidamente os casos de sugestão e de doença orgânica. Em 1678, Beato Papa Inocente XI(1676-1689) estabeleceu, definitivamente

---

[10] apud RM , p. 2

que as curas ditas inexplicáveis deveriam ser examinadas cientificamente pela Medicina antes de serem declaradas milagrosas [11].

Cardeal Prospero Lambertini, posteriormente Papa Bento XIV, realizou o estudo de critérios e parâmetros que deveriam ser pesquisados nas consultas relativas às alegações de remissões orgânicas assim como curas apresentadas em casos de beatificação. Os parâmetros necessários à canonização foram estudados pelo Papa Bento XIV e dispunham do conhecimento médico contemporâneo. Relatos observacionais desprovidos da comprovação médica, casos de simulação, perturbações disfuncionais constituíam alvo de exclusão pelos médicos e juízes eclesiásticos. Estas normas formaram um cabedal doutrinário com influência médica constituindo documentos de importância para o estudo da História da Medicina e sua evolução. Os parâmetros acabaram sendo inseridos no Código de Direito Canônico de 1917(CIC 1917) pelo Papa Benedito XV. Além disso,o Papa conservou o estabelecido anteriormente, pelo mesmo CIC 1917, referente à relatoria indispensável do médico à avaliação do possível milagre já na fase diocesana da propositura de beatificação, enfatizando que até 1678 o parecer médico seria opcional, embora tivesse sido sempre recomendável pelas autoridades curiais.

Pio XII, também chamado de o Papa dos Médicos, estabeleceu em 1948 um Conselho Médico vinculado à

---

[11] JOÃO PAULO II, *Constituição apostólica Divinus Perfectionis Magister do Sumo Pontífice João Paulo II sobre a nova legislação relativa às causas dos santos*,http://www.causesanti.va/content/causadeisanti/it/documenti/normae-servandae_po.htm, 1983, p. 1-7.

Congregação dos Ritos para assessorar os Teólogos nas avaliações de milagres de origem corpórea com lesão orgânica. A Congregação dos Ritos foi alterada, em 1969, pelo Papa Paulo VI através da Constituição Apostólica *Sacra Rituum Congregatio* formando dois dicastérios: a criação da Congregação das Causas dos Santos e o Dicastério que regularia o Culto Divino.

Santo Papa João Paulo II revisou e atualizou todas as normas de canonização e beatificação em 1983, pois seu objetivo foi aplicar, com resultados práticos, a colegialidade estabelecida pelo Concílio Vaticano II relativa ao papel dos Bispos Diocesanos. Assim, o direito de pesquisar sobre o Servo(a) de Deus, incluindo dados de sua vida e milagres ficou vinculado às dioceses locais onde vivera ou morrera o mártir ou servo. Estabeleceu, também, que a análise dos milagres fosse realizada por médicos já nas dioceses e transcorresse independentemente das pesquisa e análise das virtudes. [12]

O Documento que sucede em importância a Constituição Apostólica *Divinus Perfectionis Mater* é *Normae servandae in inquisitionibus ab Episcopus faciendis in Causis Sanctorum* de 1983, estabelecendo as etapas e orientações aos inquéritos diocesanos.

A Instrução da Congregação para a Causa dos Santos *Sanctorum Mater* [13] com

---

[12] RM, parte III, parágrafo 14, inciso 1º.

[13] CONGREGAÇÃO PARA A CAUSA DOS SANTOS, *Sanctorum Mater instrução para realização dos inquéritos diocesanos ou das eparquias nas causas dos santos*, 2007, p. 1-27.

a aprovação do Sumo Pontífice Papa Bento XVI, veio aprimorar a condução dos processos na fase diocesana. Portanto, a perícia médica para os casos de supostos milagres, que é obrigatória desde o século XVII pelo Papa Inocente XI, é imprescindível e constitui elemento processual obrigatório para beatificações e canonizações.

2.2 PARÂMETROS RELACIONADOS ÀS REMISSÕES ORGÂNICAS

Os critérios estabelecidos pelo Cardeal Prósper Lambertini, posteriormente Papa Bento XIV, persistem por mais de três séculos, e embora todos os documentos anteriores à Constituição Apostólica *Divinus Perfectionis Mater* tenham sido revogados, os princípios dos Critérios de Lambertini permanecem e são fundamentais. Constituem uma verdadeira bússola e marco inicial de toda abordagem inicial dos casos a serem analisados pela Medicina, complementando-se com a Consulta Médica e os avanços científicos frente a uma doença. As perguntas fundamentais, que deverão ser pormenorizadas pelo médico, devem sempre apoiarse nas evidências mais recentes sobre o assunto. As possíveis remissões inexplicáveis são evidenciadas pela complexa e específica apreciação médica, e não apenas por um relato de testemunhas.

Considerando a experiência do grupo médico de Lourdes e os parâmetros considerados nos casos de resolução impossível com os conhecimentos disponíveis, temos que para uma regressão mórbida e patológica ser considerada inexplicável, iniciamos com a seguinte pesquisa e seguimos estes parâmetros de exclusão:

1) que a doença seja grave , ameaçadora à vida;

2) que a doença seja difícil ou impossível de remitir pelos recursos terapêuticos conhecidos;

3) que a condição do(a) paciente não demonstre nenhum sinal de regressão ou melhora anterior à detecção da remissão inexplicável;

4) que o estágio atual da doença não seja seguido por regressão espontânea, considerando-se sua história natural;

5) que nenhum medicamento deva ter sido administrado, e caso o haja, não houve sinais clínicos e laboratoriais de melhora;

6) que não haja ministração de terapêutica considerada parcial;

7) que a remissão inexplicável ocorra inesperadamente e de forma súbita, sendo aceito o período de horas, dependendo da gravidade da doença;

8) que a remissão seja completa e total;

9) que a regressão seja permanente.

Exemplificando, apresentemos o caso de uma pessoa que nasce surda com atrofia coclear evolutiva por uma degeneração conhecida como Doença de Mondini, cujo diagnóstico requer exames de imagem e testes objetivos de limiares auditivos. Temos uma doença com um substrato anatômico e orgânico, excluindo-se um processo funcional ou psicogênico. Tal lesão deletéria é também uma patologia sem causa ou distúrbio psiquiátrico. Constatado e diagnosticado o processo nosológico, considerar-se-á a remissão inexplicável quando houver a regeneração anatômica da cóclea. Se os limiares auditivos forem readquiridos, não se tendo empregado nenhuma terapia genética ou implantes e enxertos celulares, questionar-se-á o diagnóstico inicial. Se for reconfirmado, manter-se-á a inexplicabilidade da remissão. Não designaremos "cura", porém admitir-se-á uma remissão inexplicável. Tal excepcionalidade foge ao escopo da evolução fisiopatológica natural da doença.[14]

A Igreja, ao analisar tais casos, confirmados como inexplicáveis, e portanto, fora dos padrões naturais, poderá declarar tratar-se de milagre, sendo que tal declaração jamais deverá ser realizada por um médico. Caso não se comprove o diagnóstico etiológico desde o início, e haja ocorrido tratamentos clínicos ou cirúrgicos, não se caracteriza a inexplicabilidade da cura nem poderá ser aventada como ação inexplicável.

A partir deste rigor de questionamento associado à perícia médica, o Magistério não aceita inúmeras alegações de curas propagadas nos meios leigos como miraculosas ou espetaculares. Cabe tão somente aos Bispos declararem curas inexplicáveis como milagrosas. Os

---

[14] Tomás de AQUINO, *Suma Teológica*, http://alexandriacatolica.blogspot.com/2017/04/suma-teologica-traducao-de-alexandre.html

médicos devem esgotar a pesquisa de emprego ou não de todos os meios terapêuticos possíveis que possam influenciar a regressão do processo patológico, sendo que a perícia médica requer conhecimento médico baseado em evidências.

A abordagem atual considera todos os critérios acima citados, levando-se em consideração a atualidade do conhecimento científico. No último século, a Medicina evoluiu de forma acelerada e a ciência médica passou de uma prática cotidiana, na qual a experiência do médico contava como primordial, para uma prática baseada em evidências, requerendo-se, atualmente, que os últimos avanços sejam aplicados ao cotidiano da clínica. Assim, mais que um trabalho empírico, a medicina tem exigido conhecimento e atualização para a sua ação eficaz baseada em evidências científicas e confirmadas pela comunidade médica internacional. Portanto, não apenas a palavra do profissional conta, mas a análise criteriosa e comprovada pelos últimos estudos publicados sobre o assunto e analisados com dados estatísticos. Sua respectiva avaliação estatística com metanálise associada à clínica devem fundamentar as questões médicas, e o médico deverá aprofundar o conhecimento baseado em evidências advindas da pesquisa científica.

Talvez, se revisássemos vários casos de curas consideradas inexplicáveis há alguns anos, concluiríamos sobre sua possibilidade explicada pela ciência atual. Destacamos mais uma vez que a Igreja rejeita a grande maioria das curas propostas, e seu rigor é de extrema análise e prudência, embora fundamentada teologicamente. As estatísticas das análises de Lourdes comprovam o rigor médico e da Igreja, sendo que uma proporção considerável de casos não são aceitos nem pelo Comitê Médico Local ou Internacional e , assim pela Igreja. Portanto, as perícias com este fim não são mais concluídas como "curas inexplicáveis" mas como "inexplicáveis pelo conhecimento e método científico até o presente momento".

O Magistério, em sua sabedoria, pesquisa, nos casos de beatificação e canonização, toda a vida de virtude do(a) Servo(a) de Deus. Provavelmente, num futuro, os milagres relacionados às curas físicas nem se tornem relevantes nos processos de beatificação.

2.3 ETAPAS DA AVALIAÇÃO PROCESSUAL MÉDICA DAS REMISSÕES ORGÂNICAS INEXPLICÁVEIS

Sisto V proclamou a Instrução *"Causarum canonizationis "* ao criar a Congregação dos Sagrados Ritos em 1588 e o Papa Urbano VIII acolheu os critérios de Lambertini. O ato que significou mais um avanço en todo o processo de canonização foi dado pelo Papa São João Paulo II com a Consituição Apostólica *Divinus Perfectionis Magister* de 1983[15]. Após a promulgação desta Constituição, o Bispo diocesano adquiriu autoridade para desencadear o processo de beatificação, o que não ocorria desde o Papa Urbano VIII.

Já na fase diocesana, a diocese na qual o(a) Servo(a) de Deus faleceu ou foi marti-

---

[15] DP

rizado, a DP estabelece que a investigação sobre os milagres seja independente e separada da investigação relacionada à virtude. Este aspecto tornou-se relevante por facilitar a autonomia de ação do perito médico, quando o milagre se relaciona à cura física. Nesta fase diocesana, há a interrogação de testemunhas. A pessoa que foi curada, caso esteja viva, deve consentir com a perícia médica e apresentar toda a documentação que comprove sua situação de saúde por ocasião da cura. Dois médicos participam da perícia, mas esta é realizada de forma independente e separadamente. A perícia médica requer uma avaliação pormenorizada de anamnese, antecedentes clínicos e familiares, tratamentos e terapias, além de informações do médico assistente do caso e dos métodos diagnósticos. Após toda a avaliação e novos exames subsidiários, solicitados pelo perito médico sob sigilo, realiza-se a pesquisa científica de evidências atuais sobre a doença, incluindo todos seus aspectos terapêuticos e clínicos.

Recomenda-se que o postulador tenha ciência deste percurso para que numa fase já prévia verifique a disponibilidade da documentação médica e da possibilidade de obter testemunhas leigas e hospitalares que acompanharam a cura. A observação do segredo médico e da ética são essenciais em todo o processo, não se expondo dados do miraculado ao leigo não médico. Os pareceres e relatos médicos devem ser sigilosos e não divulgados, de acordo com o código de ética médica.

Caso a perícia médica observe indícios de cura inexplicável, o Bispo diocesano examina o processo e nomeia um tribunal que ouvirá testemunhas e avaliará o caso relativo à virtude.

Os processos de curas seguem três mecanismos fisiopatológicos:

1) regressão tecidual anômala (desaparecimento tumoral por necrose ou reabsorção por processo inflamatório);

2) manutenção do tecido patológico que adquire inércia corporal por bloqueio imunológico; 3) regeneração tecidual cicatricial, resultante da resolução do processo inflamatório.

Habitualmente, a observação completa de um caso de cura pela Igreja demora cerca de cinco a doze anos para ser concluída, devendo ter-se a convicção no momento da conclusão de que não haverá reversão do quadro clínico. Caso já tenha ocorrido o óbito do miraculado, avalia-se o atestado de óbito e pericia-se a *causa mortis*. É imprescindível o estudo médico baseado em evidências para o parecer final. Caso haja relato na literatura de casos da mesma condição clínica ou doença com descrição de remissão espontânea, descarta-se a cura de caráter inexplicável.

O cânone 1792 CIC/17 originou o cânone 1574 CIC/83 estabelecendo que o juiz pode designar peritos para comprovar os fatos alegados pelo postulante da causa, sendo que o perito no caso de uma cura física será sempre um médico, assim como nos milagres não relacionados à cura será o técnico correspondente ao fato. O perito tem um papel primordial no processo, pois deve colocar toda sua capacidade técnica da área específica para definir e concluir sobre os dados, assim como poderá aprofundar a pesquisa no hospital, clínica e com médicos que atenderam o miraculado. O perito deve prestar juramento perante o Bispo que o nomeou de acordo com o cânone 1454 CIC/83. O médico perito terá importante função na interrogação das testemunhas, indiretamente através do juiz, sendo necessário que assista aos depoimentos em sua íntegra.

No segundo momento do processo, que segue para a fase romana, a avaliação médico-legal ocorre após a conclusão e decretos sobre as virtudes estudadas na fase diocesana. Nomeia-se um relator para o caso e o milagre é novamente periciado por dois médicos, e caso o parecer seja favorável, será submetido à Consulta Médica, que é o colegiado composto por cinco médicos.

Apenas após o parecer médico, favorável do órgão colegiado médico, é que o caso será avaliado pelos teólogos.

2.4 RELEVÂNCIA DO SANTUÁRIO MARIANO DE LOURDES NA EVOLUÇÃO DOS CRITÉRIOS DE CURAS INEXPLICÁVEIS

Santuários Marianos, embora predominem no ocidente, estão presentes em todo o mundo. Dentre os locais de veneração reconhecidos pela Igreja citamos: Fátima, Guadalupe, Lourdes. Aqui no Brasil, encontra-se o Santuário Nacional de Aparecida. Todos os santuários tornaram-se locais de peregrinações, sendo que os relatos de milagres e curas são registrados e citados.

O Santuário de Lourdes, desde o início das aparições em 1858, tornou-se o paradigma de curas por intercessão de Santíssima Maria, com destaque pelas inúmeras remissões inexplicáveis relatadas. A procura de doentes pelo local e as narrativas incessantes de remissão de doenças fizeram com que os médicos passassem a interessar-se e a acompanhar os casos *in loco*. Em 1883, a diocese de Tarbes instalou um Comitê Médico em Lourdes para avaliar cada caso de cura com indícios de inexplicabilidade, assim como todos que procuram o Comitê alegando uma cura. Em 160 anos foram estudados mais de 7000 casos, conforme o próprio Comitê divulga nos relatórios médicos. Não há programas de avaliações semelhantes em nenhum outro Santuário.

Através dos estudos e pesquisas médicas que houve e continuam em Lourdes, os critérios científicos e os procedimentos para a abordagem e acompanhamento dos doentes, que se apresentam ao Comitê como curados, foi tornando-se mais rigoroso e preciso. Com isto, o número de curas reconhecidas passou a diminuir significativamente[16].Os estudos médicos de Lourdes sugerem procedimentos que tornam as avaliações rigorosas e independem

---

[16] (FRANÇOIS; STERNBERG; FEE, 2012) o estudo abrange o período de 1858 até 1976. Após esta data, não houve mais cura declarada milagrosa no século XX.

de uma abordagem teológica, limitando-se à avaliação clínica e atualizada cientificamente de cada caso avaliado.

A fama de Lourdes, como local de cura, ocorre desde o período das aparições, sendo que o primeiro caso inexplicável foi relatado durante a 9ª aparição em1858 e a miraculada foi Catherine Latapie que se banhou na fonte então descoberta na gruta Massabiele e recuperou-se de uma paralisia cubital, sequela de uma luxação direita, caso grave e deformante com sequelas antigas.

Só em 1858, ano das aparições, foram relatadas 13 curas ao Bispo de Tarbes que reconheceu sete como milagrosas.

De 1859 até 1889, os relatos de curas eram anotados em cadernos pelos padres de Garaison. Em 1873, houve a primeira certificação médica. A partir de 1878, passou-se a fazer um registro através do depoimento do miraculado e de testemunhas, mas ainda não havia critérios sobre a diferenciação entre casos orgânicos e os funcionais, fato que abala a credibilidade dos primeiros relatos.

É interessante constatarmos que as curas relatadas demonstram o perfil de patologias da época e refletem as deficiências do conhecimento médico-científico, tanto na falta de recursos terapêuticos quanto na própria fisiopatogênese e prognóstico. Predominam os casos de tuberculose e os mais beneficiados pelas curas são mulheres de meia idade. A tuberculose era endêmica no século XIX até quase meados do século XX. Seguiam-se as deficiências auditivas, visuais e doenças do aparelho digestivo.

Os casos clínicos evidenciam muitas lacunas, que naquele momento histórico e científico, eram ou desconhecidas ou consequentes à falta de acesso aos meios diagnósticos mais adequados, que se encontravam nos grandes centros universitários, sendo que a inacessibilidade a estes meios dificultava o diagnóstico preciso.

A partir de 1900, houve a tendência de acompanhamento dos casos de forma mais minuciosa e prolongada. As doenças psiquiátricas, assim como distúrbios funcionais ou psicológicos passaram a ser excluídos das avalições, não sendo admitidos para os critérios de curas inexplicáveis. Destacamos que vários médicos relatam a permanência das lesões anatômicas após as curas, mas estas eram evidenciadas por uma recuperação imediata do estado geral do doente. Portanto, muitos casos não foram reconhecidos como milagrosos. Vários relatos revistos seriam considerados, no momento atual de conhecimento, como síndromes de caráter histérico, muito comuns no início do século passado.

Os períodos que se seguem entre ambas as guerras mundiais, acabam comprometendo todo o trabalho médico. São mencionadas normalizações de atendimentos e pesquisas apenas após 1947.

Entre 1947-1990, observa-se uma queda progressiva no número de curas inexplicáveis confirmadas. Em 2012, Monsenhor Jacques Perrier, Bispo da Diocese de Tarbes e Lourdes de 1997-2012 declarou: "a dificuldade de aplicação dos critérios de Lambertini pois o diagnóstico infalível é raro, sempre há algum tipo de tratamento para a doença e a dimensão psíquica dificilmente pode ser excluída ..."[17].

Até o momento, há o reconhecimento de 70 curas inexplicáveis em Lourdes. Das
oito últimas, a partir de 1976, ocorreram três na França e cinco reconhecidas na Itália. Os casos são os que se seguem, e faremos algumas observações dos dados aos quais tivemos acesso [18] 1) Vittorio MICHELI de Scurelle (Itália). Sarcome do quadril esquerdo. Diocese e data de reconhecimento : Trento 26-05-1976.

2) Serge PERRIN du Lion d'Angers (França). Hémiplegia direita, com lesões oculares, distúrbio circulatório carotidiano bilateral. Diocese e data de reconhecimento : Angers 17-06-1978.

3) Delizia CIROLLI de Paternò (Itália). Sarcome d'Ewing do joelho direito. Diocese e data de reconhecimento : Catania (Itália) 28-06-1989.

4) Jean-Pierre BÉLY de La Couronne (França). Esclerose en placas evolutiva. Diocese e data de reconhecimento : Angoulême 9.02.1999.

5) Anna SANTANIELLO de Salerne (Itália). Descompensação cardíaca por doença de valva mitral consequente à

---

[17] Maximilian BERNARD, Miracles de Lourdes : revers pour Mgr Perrier, in *Riposte Catholiqué*, https://www.ripo ste-catholique.fr/perepiscopus/miracles-de-lourdes-revers-pour-mgr-perrier
[18] SANCTUAIRE NOTRE-DAME DE LOURDES, *Guérisons et miracles*, in https://www.lourdes-france.org/gue risons-miracles

reumatismo articular agudo. Diocese e data de reconhecimento : Salerne (Itália) 21-09-2005.

6) Sœur Luigina TRAVERSO de Novi Ligure (Itália). Paralisia da perna esquerda (meningocele lombosciática paralisante). Diocese e date de reconhecimento : Casale-Monferrato (Itália) 11-10-2012.

7) Danila CASTELLI de Bereguardo (Itália). Hipertensão arterial com crises graves e recorrentes . Diocese e date de reconhecimento : Pavia (Itália) 20-06-2013.

8) Soeur Bernadette MORIAU religiosa franciscana do norte da França. Desde 1966 apresentou doença degenerativa de coluna com desenvolvimento de pé equino. Em 2008, peregrinou a Lourdes. Durante a Procissão Eucarística recuperou o pé equino e os demais movimentos. Diocese de Beuavais, Noyon e Selin em 11/2/2018. Reconhecimento médico em 18/11/2016.

Ao analisarmos os dados publicados, observamos que as curas só foram decla-
radas como milagrosas pela Igreja após um período mínimo de 8 anos de acompanhamento e observação médica chegando até a cinquenta e três anos no caso de Anna Santaniello, com 94 anos em 2005 quando houve a declaração do milagre. Verificamos também que a última declaração que houve na França foi neste ano de 2018, após 10 anos de acompanhamento.

O caso da Irmã Moriau, milagre número 70, declarado pela Igreja em 11 de fevereiro de 2018. A doente estava acometida há cerca de 38 anos, desde 1966, devido a um processo inflamatório e degenerativo neural, que lhe causava dores intensas requeria o uso de morfina desde 1994, além de ter-lhe provocado deformidades tais como pé equino desde 2005. O caso foi atestado como inexplicável pelo Comitê Médico de Lourdes e pelo Comitê Médico Internacional. Apresentou todos os critérios e indícios citados: caráter imediato e permanente da remissão dos sintomas e das deformidades que ocorreram durante a peregrinação à Lourdes e especificamente no ato de adoração ao Santíssimo. Este milagre comprova que os sinais sensíveis continuam a ocorrerem e a intercessão da Virgem Santa, que contempla a beatitude de Deus é evidente por tais sinais. Irmã Moriau, relatou uma sensação de calor corporal e relaxamento indescritíveis durante a oração com sua comunidade. Seu pé retornou ao normal e ela levantou-se sem aparelhos. Desde este dia, não precisou nem de analgésicos e retornaram os controles esfincterianos.

Vários são os casos analisados anualmente pelos Comitês Médicos, tanto local de Lourdes, muito acessível aos romeiros, quanto o Internacional, aplicando os critérios absolutamente científicos já expostos. Embora as declarações de curas inexplicáveis não sejam tão frequentes quanto no início das aparições, mesmo assim continuam a ocorrer. Como citamos acima, as curas deste século e início de milênio foram declaradas na Itália, em número de três e a última declaração ocorreu na França. Portanto, os milagres continuam a acontecer em Lourdes atestados pelos médicos e pela Igreja.

2.5 INDÍCIOS MÉDICOS DE INEXPLICABILIDADE

Nos últimos anos, os relatos médicos evitam empregar a palavra "cura", que significa total superação do quadro patológico. Ao invés, tem-se empregado a palavra remissão, pois nunca é possível afirmar-se que um estado patogênico não irá recidivar ou uma nova doença com caráter semelhante ao superado não reapareça.

Os indícios de inexplicabilidade estão intimamente associados ao tempo de observação de uma doença grave que se conhece a sua evolução natural, porém houve o oposto na ausência de tratamento: a patologia não apenas remitiu como também não se encontra vestígios clínicos e laboratoriais. O primeiro indício é a remissão no tempo sem nenhuma terapia compatível.

Nos casos considerados inexplicáveis ou milagrosos, os médicos que assim os acompanham, verificam que a primeira manifestação de cura é a recuperação clínica do estado geral do doente imediatamente ao contato miraculoso, por exemplo nas piscinas em Lourdes, nas procissões Eucarísticas. O doente recupera a apetência e a disposição geral.

O desaparecimento das lesões, no caso de tumores e processos cicatriciais, pode não ser instantâneos, como apregoam os critérios de Lambertini, mas são rápidos.

O tempo de acompanhamento, pós-remissão clínica, é de extrema importância e não se recomenda que seja inferior a cinco anos, com tendência a atingir uma década. A observação deverá ser prolongada , ultrapassando as descrições da literatura.

Um quarto indício de inexplicabilidade é de que o relato de remissão espontânea na revisão da literatura seja desconhecido. Portanto, o perito deverá ser capaz de realizar a revisão sistemática com análise estatística a fim de expressar um parecer baseado em evidências.

Durante a fase de acompanhamento, deve-se revisar o diagnóstico e verificar a sua confirmação.

O quinto indício de remissão são os parâmetros clínicos e laboratoriais outrora alterados e após a ação miraculosa encontram-se normais ou tendendo à normalidade . Descritores como marcadores tumorais, deverão estar normais.

Quando a doença se expressar numa deficiência como disacusias/surdez ou deficiência visual/amaurose, exames objetivos e nexo etiológico deverá ser estabelecido com exames funcionais não subjetivos comprovando a deficiência.

É imprescindível detalhar todas as terapias e os efeitos supressores sobre a doença em questão.

Resumiríamos os indícios médicos de inexplicabilidade da seguinte forma:

1) Tempo de observação da remissão superior ao habitual associado à ausência de terapia medicamentosa ou cirúrgica;

2) Total recuperação do estado geral do doente, com recuperação da apetência e disposição logo após o momento do milagre;

3) Rápido desaparecimento das lesões;

4) Recuperação da função orgânica, muito evidente nos casos neurológicos;

5) Ausência de relato na literatura médica de remissão espontânea; 6) Normalização das alterações laboratoriais.

3   CONSIDERAÇÕES ARGUMENTATIVAS

O conceito de milagre, como um acontecimento que não segue as leis da natureza, tem-se tornado cada vez mais problemático de ser aceito cientificamente, considerando o avanço da medicina e as diversas possibilidades terapêuticas que as doenças têm disponíveis. Os parâmetros de Lambertini, complementados pela medicina de evidências são meios que nos levam à análise equilibrada dos eventos apontados como excepcionais.

Os critérios de Lambertini tem uma inspiração evangélica nos milagres e sinais
apresentados por Jesus em sua vida pública . Num mundo em que a concepção de um ser vivo, sua evolução e todas as mudanças da natureza não são mais vistos como verdadeiros milagres, sinais visíveis de Deus ocorrem, e as curas estão como as principais manifestações, embora a Revelação já tenha sido exaurida com Cristo.

No Milagre descrito por Marcos 7,31-37, observamos todos os critérios de Lam-
bertini associados aos indícios de inexplicabilidade que são satisfeitos integralmente. Todos os relatos bíblicos miraculosos sempre evidenciaram uma motivação teológica vinculada à salvação, e pressupunham, assim como, desencadeavam a conversão do miraculado e da plateia. Numa época em que o acesso à medicina era inexistente e o conhecimento médico extremamente precário, a ação de Deus evidenciou-se na sua intervenção com um sinal evidente e acessível à percepção humana. Nada mais material e formal que uma cura orgânica do acidente associada ao substancial da conversão espiritual.

Porém, Deus sempre estimulou no homem na busca de sua evolução e capacidade
de intervir na natureza, administrando-a e compreendendo as leis por Ele criadas. A Medicina atingiu um nível de alto desenvolvimento, e Deus delega ao homem esta possibilidade de cooperação com suas Leis Naturais. Portanto, não nos espanta a

escassez de curas inexplicáveis, considerando o rigor científico e a completa Revelação por Jesus Cristo já ocorrida.

Indubitavelmente, há casos inexplicáveis com recuperação ou remissão sobre-
naturais. Portanto, também caberá aos Teólogos concluírem sobre a declaração de milagre, considerando a aceleração das leis naturais, ou seja, a superação da variável tempo, quando uma remissão se sobrepõe a este fator modificando-o.

Nem sempre a conclusão sobre cura inexplicável é aceita inicialmente, depen-
dendo do seguimento médico que irá definir e avaliar com o máximo rigor científico. Assim, a cura milagrosa não se confunde com um acontecimento mágico, mas resulta da ação de Deus que atua através do mundo sensível, no qual a ação humana não conseguiria produzir o resultado clínico observado.

Desta forma, podemos afirmar que há possibilidade de verificarmos remissões
inexplicáveis. Devemos destacar que se tornou inconcebível e inaceitável a ausência de uma análise criteriosa, científica e profunda sob o ponto de vista clínico. Os relatos, apenas testemunhais, tornaram-se pouco esclarecedores, e a reavaliação do diagnóstico deve ser feita até o final do acompanhamento.

4 CONCLUSÕES

1) O termo "cura" deve ser evitado. Recomendamos que se empregue a seguinte expressão
ao nos referirmos a algum caso de doença que regrediu sem explicação médica : "remissões inexplicáveis pelos critérios científicos conhecidos até o momento", pois poderá ser possível a compreensão do processo numa fase mais avançada do conhecimento.

2) Os Critérios de Lambertini, adotados pela equipe médica de Lourdes, sobre resolução tecidual imediata, e conforme os relatos evangélicos sobre as curas efetuadas por Jesus, são raramente observados na atualidade, mas eventualmente ocorrem.

3) Quando o critério médico atinge limites de inexplicabilidadde, o caráter miraculoso deve ser julgado teologicamente.

4) Os indícios de inexplicabilidade podem evoluir com o seguimento do caso para parâmetros de remissões inexplicáveis.

5) O tempo mínimo de seguimento de uma remissão inexplicável deve ocorrer de acordo com a patologia em questão, variando em anos.

6) O diagnóstico da doença deve ser revisado e atualizado durante todas as consultas médicas periciais. Na impossibilidade de reavaliação, quando o miraculado já faleceu, pesquisa-se com os médicos que o acompanharam, incluindo documentos hospitalares de comprovação da condição clínica anterior e posterior ao relato de remissão.

7) Não deve haver relato na literatura de remissão espontânea em nenhum caso da doença em análise, pois quebraria o critério de inexplicabilidade.

Referências

ESTUDO DA BÍBLIA E DO GREGO KOINÉ. *Marcos 7, 31-37*. 58. Disponível em: <http: //biblehub.com/whdc/mark/7.htm>. Acesso em: 24/05/2018. Citado na página 21.

FRANÇOIS, B.; STERNBERG, E. M.; FEE, E. The Lourdes medical cure revisited. *Journal of the History and Allied Sciences*, Oxford University Press, v. 69, n. 1, p. 135 – 162, 2012. Citado na página 11.

Apêndices

Considerando a importância da aplicação dos critérios descritos, vamos realizar a análise do caso número 70, declarado como milagroso em 11 de fevereiro de 2018 em Lourdes, tomando-o como exemplo e de acordo com os dados publicados.

Irmã Bernadete Moriau nasceu em 23 de Setembro de 1939 na região Norte da França. Aos 19 anos ingressou no convento de Nantes na Congregação das Irmãs Franciscanas Oblatas do Sagrado Coração de Jesus. Em 1966, aos 27 anos, começou a ter dores lombociáticas que lha fizeram incapacitante, sendo que em 1987 apareceram-se-lhe deficiências de movimentações, tais como marcha reduzida. Foi submetida a quatro intervenções cirúrgica, sem melhora. Em 1992, foi implantado-lha um estimulador neuronal e a partir de 1994 passou a necessitar de morfina. Em 2005, o pé esquerdo tornou-se equino. Em 2008, com o seu estado agravado, participou de uma peregrinação à Lourdes. Dentro da Capela de São Pio X, no momento de Adoração ao Santíssimo e da Procissão Eucarística, relata que foi tomada por um calor corporal e sentiu um relaxamento que nunca havia observado. Neste momento, sentiu um ímpeto de levantar-se da cadeira de rodas, deixando as talas e aparelhos que portava. Seu pé esquerdo normalizou, levantou-se e saiu andando normalmente. Não teve mais necessidade de morfina ou analgésicos.

Passou no Comitê Médico de Lourdes em 2009, 2013 e 2016. Teve seu caso encaminhado ao Comitê Médico Internacional que concluiu em 18 de novembro de 2016 "cura inexplicável dentro do conhecimento científico atual".

Ao aplicarmos os parâmetros para cura ou remissão inexplicável temos todos os critérios preenchidos. Os indícios de inexplicabilidade também estão satisfeitos.

Portanto, neste caso, pudemos constatar a importância de avaliarmos todos os critérios propostos neste estudo. Sua sistematização facilita a compreensão dos Bispos nas dioceses ao avaliarem possíveis curas milagrosas, para então a pesquisa ser aprofundada.

Anexos

Jesus Heals a Deaf and Mute Man

(Isaiah 35:1-10; Matthew 9:32-34)(ESTUDO DA BÍBLIA E DO GREGO KOINÉ, 58)

31 Καὶ πάλιν ἐξελθὼν ἐκ τῶν ὁρίων Τύρου ἦλθεν διὰ Σιδῶνος εἰς τὴν θάλασσαν τῆς Γαλιλαίας ἀνὰ μέσον τῶν ὁρίων Δεκαπόλεως. 32 Καὶ φέρουσιν αὐτῷ κωφὸν καὶ μογιλάλον, καὶ παρακαλοῦσιν αὐτὸν ἵνα ἐπιθῇ αὐτῷ τὴν χεῖρα. 33 καὶ ἀπολαβόμενος αὐτὸν ἀπὸ τοῦ ὄχλου κατ' ἰδίαν ἔβαλεν τοὺς δακτύλους αὐτοῦ εἰς τὰ ὦτα αὐτοῦ καὶ πτύσας ἥψατο τῆς γλώσσης αὐτοῦ, 34 καὶ ἀναβλέψας εἰς τὸν οὐρανὸν ἐστέναξεν, καὶ λέγει αὐτῷ Ἐφφαθά, ὅ ἐστιν Διανοίχθητι. 35 καὶ «ἠνοίγησαν αὐτοῦ αἱ ἀκοαί, καὶ» εὐθὺς ἐλύθη ὁ δεσμὸς τῆς γλώσσης αὐτοῦ, καὶ ἐλάλει ὀρθῶς. 36 καὶ διεστείλατο αὐτοῖς ἵνα μηδενὶ λέγωσιν· ὅσον δὲ αὐτοῖς διεστέλλετο, αὐτοὶ μᾶλλον περισσότερον ἐκήρυσσον. 37 καὶ ὑπερπερισσῶς ἐξεπλήσσοντο λέγοντες Καλῶς πάντα πεποίηκεν, καὶ τοὺς κωφοὺς ποιεῖ ἀκούειν καὶ [τοὺς] ἀλάλους λαλεῖν.

Jesus Heals a Deaf Man (ESTUDO DA BÍBLIA E DO GREGO KOINÉ, 58)

31Then he returned from the region of Tyre and went through Sidon to the Sea of Galilee, in the region of the Decapolis. 32And they brought to him a man who was deaf and had a speech impediment, and they begged him to lay his hand on him. 33And taking him aside from the crowd privately, he put his fingers into his ears, and after spitting touched his tongue. 34And looking up to heaven, he sighed and said to him, "Ephphatha," that is, "Be opened." 35And his ears were opened, his tongue was released, and he spoke plainly. 36And Jesus[h] charged them to tell no one. But the more he charged them, the more zealously they proclaimed it. 37And they were astonished beyond measure, saying, "He has done all things well. He even makes the deaf hear and the mute speak.

www.ingramcontent.com/pod-product-compliance
Lightning Source LLC
Chambersburg PA
CBHW030738180526
45157CB00008BA/3227